Tenon.

OFFRANDE
AUX VIEILLARDS,

DE

QUELQUES MOYENS POUR PROLONGER LEUR VIE;

Par M. J. TENON,

Membre de la Légion-d'Honneur, de l'Institut impérial
de France, etc.

A PARIS,

De l'Imprimerie et dans la Librairie de Madame HUZARD
(née VALLAT LA CHAPELLE),

Rue de l'Eperon-Saint-André-des-Arts, N°. 7.

1813.

OFFRANDE

AUX VIEILLARDS,

De quelques Moyens pour prolonger
leur Vie.

Me voilà parvenu à quatre-vingt-dix ans.
Le lait d'ânesse, qui m'avoit profité pendant
quarante, m'étoit devenu contraire en septembre 1812, ainsi qu'en mai 1813, où j'es-
sayai d'y avoir recours. En septembre, il me
donna la fièvre intermittente, m'ôta les forces,
instantanément la parole, et, pour ainsi dire,
la connoissance. Mes amis, MM. *Pelletan*,
Gastellier et *Pinçon*, réunis d'opinion, me
firent prendre le quinquina à grande dose,
et me mirent à l'usage d'un vin généreux ;
ce qui supprima la fièvre et accrut mes forces.
Je continuai ce vin à la quantité d'un petit
verre après mon dîner.

Ce nouveau régime me constipa. En mai
1813, ma tête devint douloureuse ; je mou-
chois, crachois jusqu'à mouiller une ser-
viette tous les matins ; j'étois en outre obligé,
aussitôt levé, de prendre une plume d'aile
de canard, d'en tremper la barbe dans du
vinaigre pur, de la porter dans ma bouche
entre les gencives et les joues, sous la langue,
aux deux coins de la bouche, vers le fond
et le long du voile du palais. L'emploi de ce
moyen me faisoit rendre plein la moitié d'un
gobelet de glairailles qui venoient des sinus
du crâne, de la bouche, de l'arrière-bouche,
et de la poitrine ; expédient dont j'usois trois
ou quatre jours de suite, et que je cessois
pour ne pas m'épuiser.

La nuit j'étois sujet à des démangeaisons
insupportables ; surtout à la hauteur de la
poitrine du côté droit ; je me frottois avec les
doigts, d'abord selon un mouvement de va
et vient : je m'aperçus bientôt que je tirois de
ma peau des espèces de filandres, quelquefois graveleuses ; puis, en donnant à ma
main un mouvement orbiculaire, je conver-

tissois ces matières filandreuses en bourbil-
lons. Ce n'étoient ni une sueur, ni une trans-
piration insensibles, mais une émanation de
substance palpable. Si je me baigne et que
je me frotte, il sort de toutes les parties de
mon corps de ces mucosités qui couvrent le
bain. Voilà une troisième espèce de transpi-
ration à ne pas perdre de vue.

En même temps que mes forces augmen-
toient par mon nouveau régime, que je
devenois constipé, qu'il émanoit de mon
corps une viscosité dévorante, que je crachois, que j'urinois abondamment ; mes
pieds, mes jambes se gonflèrent considéra-
blement. La nuit mes jambes devinrent su-
jettes à des crampes insupportables ; quelquefois j'étois forcé à me lever pour essayer
de les faire cesser ; ce que je n'obtenois pas
toujours. Heureusement j'avois étudié les
rapports de la stature de l'homme parmi
nous, avec la longueur des intestins à tous
les âges, depuis la naissance jusqu'à soixante-
dix-neuf ans, et je m'étois assuré de quelques effets des alimens, du vin, par exemple,

et de certains médicamens sur les intestins : je savois que la saumure des humeurs les pince ; que la casse, venant à fermenter, les agace dans certains sujets ; que quelquefois les citrons, les oranges les irritent jusqu'à provoquer des épreintes. J'avois expérimenté que l'émétique en poudre, dont on répand quelques grains sur les intestins d'un chien vivant, y excite un mouvement vermiculaire sur ce seul point, puis une petite inflammation. Je ne fais que poser ces faits ; on s'en expliquera plus au long, et on traitera d'autres objets quand il sera question de la table expositive de la longueur du canal intestinal.

Je ne dis en ce moment que ce que mes forces me permettent de dire. Aussitôt échappé aux accidens que je viens d'éprouver, je me suis fait un devoir de donner connoissance des moyens que j'ai employés pour les surmonter, persuadé qu'ils seront utiles à ceux qui auroient également besoin d'y avoir recours.

Lorsqu'au commencement de ce mois de

mai je voulus reprendre le lait d'ânesse, il fallut le discontinuer le troisième jour : ma tête devint fort douloureuse ; mes yeux me refusèrent leur service ; l'expectoration m'épuisoit, à quoi se joignirent une extinction de voix, d'abondantes urines, une constipation insurmontable, une foiblesse à ne pouvoir changer de position dans le lit ; puis une enflure considérable des pieds et des jambes, à la hauteur des malléoles, que je n'avois jamais éprouvée.

Depuis long-temps, lorsque ma tête étoit fatiguée par l'étude, j'avois coutume de me purger ; le soir même, au plus tard le lendemain, je pouvois reprendre le travail : j'étois sûr alors que la cause de l'inaptitude de ma tête étoit dans les entrailles, et qu'il suffisoit de recourir à des évacuans. Cette fois-ci j'avois été purgé à l'ordinaire avant de prendre le lait d'ânesse, et cependant nul accident ne céda ; les crampes elles-mêmes étoient devenues plus fréquentes, plus fortes, plus rebelles. Un accident nouveau m'étoit survenu ; ce fut une douleur lancinante très-vive à la rotule gauche ; je ne l'éprouvai qu'une fois ; je dirai comment j'en ai été délivré , ainsi que des crampes. J'attribuai tous ces symptômes qui s'étoient emparés de ma tête , de ma bouche , de ma poitrine , de mes entrailles, de mes pieds et de mes jambes ; j'attribuai , dis-je , tous ces désordres à l'usage du vin dont je buvois un peu de pur , moi qui n'en avois jamais bu que fort peu , qui avois été obligé de m'en priver dans ma jeunesse pendant trois ans. Mes recherches sur la taille de l'homme et sur la longueur des menus et des gros intestins , me firent regarder le vin comme la cause de tous mes accidens. Je crois ne m'être pas trompé ; voici la preuve sur laquelle je me fonde.

J'eus recours à une alimentation et à une médication laxatives pour l'intérieur ; je supprimai le vin de dessert , et ne bus celui de Bourgogne que trempé , un coup à déjeuner, autant le soir , où je mange une bouchée pour faire un chyle nouveau , et deux petits coups à dîner. Tous les jours , depuis le 3 mai , j'ai pris le matin un verre de petit lait, un lavement, soit à l'eau, soit avec miel commun, et placé un suppositoire de chandelle.

Pour réprimer l'enflure des pieds et des jambes qui devenoit effrayante, je les plongeois le matin, en me levant, dans l'eau salée tiède ; les bassinois, les essuyois, et les serrois légèrement avec une large bande sèche, commençant à l'appliquer par la pointe du pied et finissant au genou. Tout ce traitement a consisté à détendre les intestins trop grippés, et à donner du ressort à la peau des jambes qui avoit été forcée et l'avoit perdu. Onze jours de cette réforme du vin et de ce traitement ont rétabli la liberté du ventre, remédié complètement à l'enflure des jambes, diminué sensiblement l'évacuation qui se faisoit par la bouche et par le nez, ainsi qu'à l'extinction de la voix ; les forces ont cessé de décroître.

Depuis près de huit mois que j'avois augmenté mon régime de vin, j'étois devenu plus sujet aux crampes des pieds, à celles surtout à la jambe droite. Cet ensemble de symptômes qui s'étoit déclaré en moi depuis mon nouveau régime, me porta à lui en attribuer la cause. Jusque là mes crampes avoient été supportables, et je m'en étois peu occupé ; il me suffisoit d'étendre les jambes dans mon lit pour les faire cesser ; mais les douleurs qu'elles me causèrent devinrent si violentes que je fus forcé de me lever la nuit, de me tenir sur les pieds, tous les muscles des extrémités inférieures tendus, pour essayer de me délivrer de ces maux ; mais ce fut souvent sans succès. Je fus donc obligé de remonter à la cause de ce mal d'après les idées que l'on s'en est formé.

Ce que nous appelons crampe, les Latins la nomment *torpedo* ; les Allemands, *krampf* ; les Anglais, à peu près de même, *cramp*. Il est faux que la sensation qu'elle excite soit celle que cause l'attouchement de la torpille, sensation qui est plutôt une stupeur qu'une douleur.

Il est une vérité bien connue ; savoir : que les humeurs, à mesure que l'on avance en âge, prennent de la saumure, de l'acrimonie,

des dispositions irritantes ; qu'elles s'ac-
croissent encore par l'abus de certains alimens, soit qu'ils échauffent, soit qu'ils cons-
tipent. Tourmenté à l'excès cet hiver, qu'il
m'a fallu tenir chaudement le jour et la nuit,
mes humeurs en ont encore été plus dessé-
chées, plus irritantes ; de là beaucoup plus
de crampes, de démangeaisons difficiles à
supporter. Je concevois qu'elles pouvoient
être plus fortes aux extrémités inférieures
qu'aux supérieures, parce que les muscles y
sont plus volumineux : mais pourquoi ces
crampes étoient-elles plus fréquentes du côté
droit que du côté gauche ?

En réfléchissant sur la position de l'intestin cœcum et du colon qui entoure le paquet
des menus intestins ; sur le cul-de-sac que
fait le cœcum au côté droit du ventre dans la
région iliaque ; sur les matières croupissantes,
noires ; sur certaines pierres biliaires, tantôt
sur des amas de grains de plomb, grains
pesant ensemble jusqu'à deux gros, et tantôt
sur des débris d'arêtes de poissons que j'y
avois trouvés, lesquels amas le dilatoient, le

piquoient, l'enflammoient, et étoient cause
d'accidens qui se manifestoient dans toute
l'étendue du canal intestinal ; et considé-
rant par-dessus tout les rapports des cinq
filets nerveux qui, des nerfs lombaires, se
rendent du côté droit à l'intestin cœcum, et
ceux qui, du côté gauche, aboutissent à l'S
romaine du colon : frappé de ces rapports des
nerfs des intestins avec ceux lombaires, cru-
raux et avec les nerfs des jambes, je ne pus
me refuser d'être attentif à la position du
colon qui émane du cœcum, qui s'élève sous
la vésicule du fiel, traverse la région épigastrique d'où il descend dans la région iliaque
gauche, où il fait un pli en se joignant au rec-
tum, pli où se rassemblent et séjournent les
matières irritantes. Cet exposé suffit à l'objet
présent ; on y reviendra touchant quelques
autres de grande importance. Plein de ces
considérations, je crus devoir presser de mon
poing droit le cœcum contre la face interne
de l'os des îles, de soutenir cette pression en
montant du côté droit jusque sous le foie,
de là en traversant la région épigastrique jus-

qu'à la rate, puis descendant jusqu'à la région iliaque gauche, où je comprimois du
poing gauche l'S du colon. S'il échappoit un
vent, j'étois soulagé aussitôt ; s'il n'échappoit
pas, je l'étois un peu plus tard. Quelquefois
aussi je portois la main sur le paquet intestinal grêle : cette pression déplaçoit favora-
blement ce qu'il renfermoit. Une fois seule-
ment il m'est arrivé d'éprouver une douleur
lancinante très-vive à la rotule gauche : j'es-
sayai de comprimer l'S du colon comme
j'aurois fait pour une crampe ; quelle ne fut
pas ma surprise de me trouver aussitôt
soulagé !

Il ne faut pas s'attendre, que, par l'emploi de cette méthode, l'on obtienne toujours un succès aussi prompt ; ce qu'il y a
de certain, c'est que, depuis que j'en fais
usage, j'ai été dispensé de me lever pour
remédier aux crampes, et qu'en général,
j'en ai été plus ou moins promptement soulagé. Toujours est-il vrai que les crampes
des jambes ont un grand rapport avec les
intestins ; que des douleurs de rotules y ont

aussi des rapports. Qui sait si d'autres douleurs des extrémités inférieures n'obtien-
droient pas quelque soulagement de ces com-
pressions? Il n'est pas moins certain que j'ai
remédié à l'intumescence de mes pieds et de
mes jambes, en me réduisant à un régime
humectant, et en leur donnant du ton avec
l'eau salée et avec l'application d'un bandage
compressif fait avec méthode. Ce sont ces
deux points de vue que je me proposois d'of-
frir aux personnes âgées qui peuvent en avoir
besoin.

FIN.